AF245797

DE LA

LADRERIE DU PORC.

MESURES A PRENDRE A STRASBOURG.

RAPPORT DE M. IMLIN.

Extrait du *Recueil des travaux du Conseil départemental d'hygiène publique et de salubrité du Bas-Rhin.*)

STRASBOURG

TYPOGRAPHIE DE G. SILBERMANN.

1867.

DE LA

LADRERIE DU PORC.

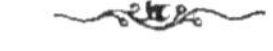

Plusieurs cas de ladrerie du porc ayant été constatés à l'abattoir de Strasbourg, la viande a été dénaturée ou détruite par l'ordre du vétérinaire chargé de l'inspection; des marchands de bétail ayant élevé des réclamations, le maire s'est adressé au Conseil de salubrité pour lui proposer les questions suivantes :

1° La viande de porc ladre est-elle nuisible à la santé?

2° Faut-il uniquement empêcher la consommation des porcs gravement atteints par cette affection? Peut-on autoriser le débit des viandes qui ne seraient que médiocrement ou faiblement altérées?

3° Quelles sont les mesures à adopter à l'abattoir de Strasbourg?

Le maire communique en même temps au Conseil les arrêtés et instructions provenant des principales villes de France.

RAPPORT DE M. IMLIN.

M. IMLIN, chargé de l'examen de ces différentes questions, présente au Conseil le rapport suivant :

Sur l'invitation de M. le préfet, le Conseil départemental d'hygiène publique et de salubrité a été convoqué d'urgence pour examiner une question de police de la boucherie, sur laquelle M. le maire de Strasbourg désire obtenir l'avis du Conseil.

Il résulte d'une lettre adressée à M. le préfet, à la date du 2 novembre dernier, par M. le maire de Strasbourg, que des porcs affectés de la ladrerie sont amenés depuis quelque temps à nos marchés en quantité assez considérable, et que ces porcs proviennent notamment de l'Allemagne, où, d'après les assurances données à M. le maire, il serait défendu de les mettre en vente.

Le dossier que M. le président du Conseil a bien voulu me transmettre le 4 novembre, en me priant d'en prendre connaissance et d'en faire un rapport dans la séance de ce jour, comprend par ordre de dates :

1° Une lettre de M. le maire de la ville de Nantes, en date du 23 octobre dernier.

2° Une lettre de M. le maire de Bordeaux, datée du 25 octobre et accompagnée d'un exemplaire d'un arrêté portant règlement sur le marché général aux bestiaux, en date du 20 décembre 1856.

3° Une lettre de M. le maire de Lille, en date du 25 octobre, accompagnée d'un exemplaire d'un rapport général présenté à M. le maire de Lille par la commission chargée d'examiner les mesures à prendre pour remédier aux effets de la vente de la viande de porcs atteints de ladrerie et de trichinose dans la ville de Lille.

4° Une lettre de M. le sénateur préfet du Rhône, en date du 30 octobre.

5° Un rapport de M. Kopp, vétérinaire de la ville de Strasbourg, en date du 1er novembre.

6° Une lettre de M. le maire de Rouen, en date du 2 novembre.

Ces lettres sont parvenues à M. le maire, en réponse à des demandes de renseignements qu'il avait adressées à plusieurs de ses collègues d'autres villes, pour connaître les usages adoptés chez eux.

On appelle *ladrerie,* en médecine vétérinaire, une affection propre à l'espèce porcine, qui consiste dans la présence dans un certain nombre d'organes, et notamment dans les muscles de ces animaux, d'helminthes d'une espèce déterminée, que l'on désigne en zoologie sous le nom de *cysticerques (cysticercus cellulosæ).*

Les cysticerques sont des vers vésiculaires dont le volume varie entre celui d'un grain de millet et celui d'un pois ; ils se rencontrent plus particulièrement sous la langue, dans les muscles du cou et des lombes, plus rarement dans ceux des cuisses, et tout à fait exceptionnellement, pour ne pas dire jamais, dans le lard.

Les progrès de la science, basés sur l'observation de faits nombreux que l'expérimentation est venue confirmer, ont fait connaître, que de même que les cœnures, dans les ruminants, dans les bêtes à laine surtout, se transforment en tænias par leur introduction dans les organes digestifs du chien, de même aussi les cysticerques du porc se métamorphosent en vers solitaires (*tænia solium*) par leur introduction dans le corps humain, et que les uns et les autres n'acquièrent la propriété de se reproduire et de se multiplier qu'à la suite de cette transformation et de la migration dont cette dernière est précédée.

Je ne m'arrête pas davantage, Messieurs, à ce point de théorie, dont les travaux de nos savants voisins, les Küchenmeister, Leuckart, de Siebold, Van Beneden, Haubner et autres ont démontré d'une manière irréfutable la parfaite vérité, et je me borne à rappeler qu'il est aujourd'hui parfaitement établi que le porc auquel on fait avaler des anneaux renfermant de la graine de tænias ne tarde pas à être affecté de cysticerques et, par suite, de ladrerie, et que l'homme qui avale des cysticerques en mangeant de la viande de porc est exposé au danger du développement du ver solitaire.

Longtemps avant la connaissance de ces vérités, on avait remarqué que la chair provenant de porcs affectés de ladrerie est molle et aqueuse, qu'elle a peu de goût, s'altère facilement et ne constitue qu'un aliment de qualité inférieure. Aussi, avant la loi de 1838, les usages de 36 départements avaient-ils classé cette maladie au nombre des vices redhibitoires, et si dans la loi précitée, qui règle aujourd'hui cette matière, elle n'a pas été comprise parmi ces vices, cela tient à quelques influences personnelles au moment de la discussion de cette loi, puisque les trois écoles vétérinaires et 61 départements avaient exprimé l'avis que la ladrerie devait figurer sur la liste des vices redhibitoires.

La constatation de la ladrerie à l'abattoir de Strasbourg, au mois d'octobre dernier, a été le point de départ de l'enquête dans laquelle le Conseil d'hygiène est aujourd'hui appelé à donner son avis. Nous rappellerons que cette maladie a de tout temps été observée à Strasbourg, et qu'elle était parfaitement connue des marchands et des bouchers. Ce qui le prouve, c'est qu'un langueyeur avait été attaché à l'ancien abattoir de la ville, et que, dans le nouvel abattoir, les échaudeurs marquent par une section spéciale à la queue les porcs sur lesquels ils ont constaté la ladrerie.

Jusqu'au mois d'octobre dernier, la constatation de l'introduction de porcs ladres dans l'abattoir de Strasbourg n'avait donné lieu à aucune application de mesures de police et n'avait eu pour conséquence que : soit le refus de la part du boucher acheteur de prendre livraison du porc reconnu être ladre, auquel cas le vendeur cherchait un autre acheteur; soit une simple diminution du prix d'achat, comme par exemple, de 20 à 30 centimes par kilogramme; soit enfin dans des cas excessivement rares, et alors, en dehors de l'intervention de l'administration, la vente du porc ladre pour l'industrie de la fabrication du savon.

Mais au mois d'octobre, les échaudeurs de l'abattoir ayant appelé l'attention de M. Kopp sur un porc ladre qu'ils venaient de vider, il fut d'avis que la viande de cet animal était impropre à la consommation, et ordonna que ce porc, ainsi que deux autres qui lui furent présentés comme étant ladres, à quelques jours d'intervalle, fussent livrés à la fabrique de suif.

Cette décision occasionna une perte notable aux marchands atteints par cette mesure, et c'est à la suite des réclamations de l'un d'eux que M. le maire demanda des renseignements à plusieurs de ses collègues d'autres villes, afin de connaître les usages adoptés chez eux au sujet de la ladrerie.

M. le maire de Nantes, dans sa réponse en date du 23 octobre, écrit :

« Ces viandes sont considérées ici comme insalubres, et s'il « en était exposé en vente sur les étaux, soit dans les marchés « de la ville, elles seraient saisies par les agents de l'autorité, « et enfouies après avoir été imprégnées de substance corro- « sive. » Il ajoute : « cette mesure s'applique d'une manière

« générale à toutes les viandes de boucherie provenant d'ani-
« maux morts de maladie ou qui ont été abattus étant atteints
« de maladie. »

M. le maire de Bordeaux, à la date du 25 octobre, écrit :

« Nos inspecteurs sont dans l'usage de reconnaître divers
« degrés de ladrerie. Ils se contentent généralement d'en faire
« distraire les parties qui leur paraissent avoir un caractère
« d'insalubrité et de les faire détruire. Le reste est livré à la
« consommation. Quant aux animaux affectés au point de ne
« pouvoir fournir qu'un aliment nuisible, ils sont détruits en
« entier, et encore conserve-t-on la graisse, qui est regardée
« comme ne pouvant éprouver aucune altération par l'effet de
« cette affection. »

Un arrêté portant règlement sur le marché général aux bestiaux, en date du 20 décembre 1856, est joint à cette lettre.

M. le préfet de police du Rhône écrit à la date du 30 octobre : « Qu'ayant consulté le Conseil d'hygiène publique et
« de salubrité sur la question de savoir si la ladrerie rend la
« viande du porc dangereuse pour la santé, le Conseil a émis
« l'avis que lorsque le porc est ladre au 1er degré, il peut être
« mangé sans inconvénient; que dans le cas où il serait ladre
« au 2e degré, il ne présenterait encore aucun danger, à moins
« qu'on n'en fît un aliment habituel, et en quelque sorte ex-
« clusif. » Il ajoute : « que l'administration municipale de Lyon,
« après avoir longuement étudié cette question en 1859 et
« 1860, a dû l'ajourner dans la crainte qu'une mesure prohi-
« bitive n'éloignât de nos marchés les produits d'une industrie
« qui est florissante à Lyon. »

M. le maire de Lille, dans une lettre en date du 25 octobre,
entre dans un autre ordre d'idées, et accompagne sa lettre
d'un exemplaire d'un rapport général à lui présenté par la
commission chargée d'examiner les mesures à prendre pour
remédier aux effets de la vente de la viande des porcs atteints
de la ladrerie et de trichinose dans la ville de Lille.

La commission expose d'abord, au point de vue scientifique,
l'état actuel de la question. Elle cite les expériences des zoo-
logistes allemands sur la métamorphose que subissent les helminthes, non-seulement dans les organes différents d'un même
animal, mais encore dans des animaux d'espèce différente, et

constate les changements d'organisation dont le changement de domicile devient souvent le point de départ de ces entozoaires.

Examinant ensuite la situation à Lille, elle constate « que « le ver solitaire était excessivement rare dans cette ville jus- « qu'à ces derniers temps ; mais que depuis plusieurs années il « y est devenu une maladie commune. En 1858 cette maladie « y a régné à l'état endémique, et elle est devenue en 1862 « l'objet de deux communications intéressantes, l'une à la So- « ciété des sciences et l'autre à la Société de médecine. Depuis « cette époque, » dit le rapport, « les cas du ver solitaire se « sont très-multipliés à Lille, aussi bien chez les riches que « chez les pauvres, et comme la fréquence de cette maladie « coïncide avec l'arrivée sur les marchés de Lille de porcs « étrangers au département, sur lesquels la ladrerie a été cons- « tatée, » la commission exprime la conviction « qu'on arrê- « tera la propagation du ver solitaire en empêchant la consom- « mation de la viande des porcs ladres. »

Toutefois, prenant en considération que la viande de porc est à peu près la seule viande employée dans l'alimentation du pauvre, elle pose en fait que si la cuisson faisait toujours mourir les cysticerques, rien n'empêcherait, assurément, de laisser dans la consommation une viande inférieure, peut-être en qualité, mais point malsaine, et exprime l'opinion qu'il faudrait une température de + 75° pour faire périr ces hel- minthes.

Le rapport signale ensuite une série d'expériences de cuis- son de jambons provenant de porcs ladres.

Un jambon, après une cuisson, pendant deux heures, dans l'eau bouillante, avait une température de 58° dans les parties voisines de l'extérieur et de 33° seulement dans les parties centrales.

Un deuxième, cuit pendant six heures, avait atteint 74° à la surface et seulement 65° à l'intérieur.

Dans l'un et l'autre cas, les cysticerques avaient conservé toutes les apparences de la vie.

Deux autres cuissons donnent l'une, après trois heures et demie, 84° sous la couenne et 66° au centre.

L'autre, après cinq heures, 95° à l'extérieur et 86° au centre.

Enfin, une cuisson, « indiquée bonne cuisson ordinaire, « suivant la méthode flamande, » à l'extérieur 95° et à l'intérieur 90°.

La commission relève, dans ces expériences, la très-grande inégalité de température entre les régions extérieures et le centre des viandes pendant la cuisson, et conclut à ce qu'on ne peut pas compter sur la cuisson dans les ménages pour faire périr les cysticerques, et les mettre par conséquent dans l'impossibilité de se transformer.

Le rapport examine ensuite quelles sont les mesures applicables à la ladrerie du porc par les autorités municipales, et refuse d'adhérer aux conclusions du comité supérieur d'hygiène de Paris, suivant lesquelles « les seules mesures appli-« cables à la ladrerie du porc, par les autorités municipales, « sont celles qui dérivent des lois générales et spéciales re-« latives à la vente des comestibles, notamment de la loi du « 27 mars 1851. »

La commission, après avoir exprimé l'avis que la loi de 1851 est mal choisie pour atteindre le but qu'elle poursuit, admet que, pour arriver à ce but, il faut se reporter au décret du 16 août 1790, sur le règlement de l'organisation judiciaire, qui donne à l'autorité municipale l'inspection sur la salubrité des comestibles exposés en vente publique, lequel droit d'inspection entraîne nécessairement le droit de saisie.

Nous passons sous silence la partie du rapport concernant les viandes de porcs affectées de trichines, et nous en extrayons seulement le fait très-rassurant qu'il a été constaté par l'examen microscopique de 1686 préparations provenant de 662 sujets, que la viande d'aucun de ces animaux ne présentait la moindre trace d'infection trichine.

M. le maire de Rouen, par sa lettre en date du 2 novembre, fait connaître : « que la viande provenant d'un porc ladre est « de qualité inférieure, mais qu'elle n'est pas considérée comme « insalubre.» Il ajoute : « il n'existe pas de langueyeurs sur le « marché de Rouen, les bouchers et les charcutiers étant tous « parfaitement aptes à connaître la ladrerie.»

Après vous avoir fait connaître aussi succinctement que possible les renseignements obtenus par M. le maire de Strasbourg de ses collègues de Nantes, Lyon, Bordeaux, Lille et Rouen, il ne me reste à vous entretenir du rapport, que mon collègue M. Kopp a adressé à M. le maire de Strasbourg, à la date du 1er novembre.

M. Kopp écrit à M. le maire « qu'ayant eu pendant le mois « d'octobre plusieurs fois l'occasion de rencontrer à l'abattoir « de la ville la ladrerie sur les porcs, il désire appeler son at- « tention sur cette importante question, qui intéresse au plus « haut degré l'hygiène publique. »

Il définit ensuite la nature de cette affection, que les travaux des savants modernes ont fait connaître, depuis quelques an- nées seulement, dans sa véritable essence, et explique les ap- préciations bénignes des auteurs antérieurs à 1850 sur les qualités nuisibles de la viande ladre, par leur ignorance des migrations helminthiques.

Ayant ensuite rappelé que, suivant les usages généralement adoptés et suivant le degré d'intensité plus ou moins grande de la maladie, on reconnaît à la ladrerie trois degrés diffé- rents, suivant lesquels, ou bien la viande peut être utilisée sans inconvénients ou avec certaines restrictions, ou bien elle doit être rejetée de la consommation comme nuisible à la santé de l'homme, M. Kopp ajoute : « Aujourd'hui que l'histoire de « la ladrerie est parfaitement connue, on doit en tirer la con- « clusion que la viande provenant d'un porc ladre est dange- « reuse pour l'homme, et que son usage doit être défendu. »

En circonscrivant ensuite la question dans ce qu'elle offre de particulier pour les marchés de Strasbourg, M. Kopp dit qu'à Strasbourg la question de l'usage de la viande ladre mérite d'autant plus de fixer l'attention de l'administration, que nous nous trouvons dans une singulière position. Suivant lui, Stras- bourg s'approvisionne surtout dans les trois pays allemands, Bade, Wurtemberg et Bavière; ce fait est exact; mais lorsqu'il affirme que dans ces pays la vente de la viande ladre est sévè- rement défendue, de sorte que nous pouvons servir d'excel- lents débouchés pour les porcs ladres de ces pays, il n'ap- précie pas exactement la situation, puisque dans le pays de Bade, le Wurtemberg et la Bavière, où la ladrerie fait partie des vices redhibitoires, les usages entre les bouchers et les marchands sont en tout conformes à ceux qui ont été suivis jusqu'à ce jour à Strasbourg même; aucun de nos marchands ne se chargerait du placement en France de porcs ladres dont la vente serait interdite en Allemagne.

Enfin, après avoir réfuté les allégations relatives à l'innocuité de la viande de porc lorsqu'elle n'est pas très-ladre, M. Kopp termine son rapport à M. le maire en disant qu'il a cru devoir lui soumettre les observations qui précèdent « à « l'appui de sa manière d'agir à l'abattoir, c'est-à-dire pour « justifier sa sévérité au sujet de la viande provenant de porcs « atteints de la ladrerie. »

J'ai exposé plus haut qu'à des intervalles plus ou moins rapprochés la ladrerie du porc a été, de tout temps, observée à Strasbourg, et que dans l'ancien abattoir un langueyeur avait pour fonction de visiter les porcs pour constater, avant l'abatage, l'existence de cette maladie; que, depuis la translation du service de boucherie dans le nouvel abattoir, la constatation de la ladrerie était dévolue aux échaudeurs, qui marquent par une incision convenue à la queue les porcs affectés de cette maladie; qu'enfin la constatation de la ladrerie à l'abattoir de Strasbourg n'a donné lieu, avant le mois d'octobre dernier, à aucune application d'une mesure de police exceptionnelle.

J'ajoute que, bien que les marchands de porcs et les bouchers de la ville n'ignorassent pas que sur les porcs élevés et engraissés à Strasbourg même, comme par exemple chez les meuniers et chez les boulangers, on constatait fréquemment, dans un lot de porcs livrés à l'abattoir, une ou plusieurs têtes affectées de la ladrerie, l'attention du corps médical, comme aussi la sollicitude de l'administration n'ont été éveillées, jusqu'à ce jour, par aucun fait pouvant être rapporté à l'usage de la viande de porc sur laquelle la ladrerie avait été constatée, bien que la parfaite connaissance des découvertes sur les migrations et les métamorphoses des helminthes dût engager les observateurs à relever et à suivre avec attention les faits qui auraient présenté la moindre connexité avec une infection helminthique du porc à l'homme.

Le ver solitaire n'a jamais été envisagé à Strasbourg comme étant une maladie fréquente ou dangereuse; et si, dans ces derniers temps, quelques médecins ont été plus souvent consultés sur cette affection, et que, notamment à l'hôpital civil, on a constaté une certaine augmentation dans le nombre des personnes qui s'y présentent pour être débarrassées du ver solitaire, faut-il en conclure que l'infection helminthique par la viande de porc ladre est aujourd'hui plus fréquente qu'autrefois, ou cela ne tient-il pas plutôt à la confiance plus grande des personnes dans l'efficacité des moyens nouveaux que la science pharmaceutique s'est approprié dans ces derniers temps?

La statistique du ver solitaire à Strasbourg reste sans doute à faire; mais si cette affection est en effet moins fréquente à Strasbourg que dans d'autres localités, comme par exemple à Lille, cette fréquence moindre ne tient-elle pas à ce qu'il n'entre pas dans les habitudes de la population de manger de la charcuterie crue ou du porc mal cuit ou incomplétement rôti et encore saignant? Dans les ménages comme dans les hôtels et les restaurants, la viande de porc est constamment cuite ou rôtie à fond, et elle atteint bien certainement alors une température suffisante pour éteindre la vie de quelques petits helminthes qui peuvent s'y trouver.

Quant à ces porcs, auxquels le développement de la ladrerie donne cet aspect repoussant qui constitue le 3e degré de cette maladie pouvant motiver la destruction de ces animaux, ces porcs, dis-je, n'existent pas dans la boucherie de Strasbourg. L'industrie de la charcuterie et du petit salé exigeant des porcs jeunes de huit à dix mois, la boucherie de Strasbourg ne reçoit que par exception des porcs âgés de plusieurs années, sur lesquels les cysticerques auraient pris un développement considérable.

Je ne saurais cependant pas passer sous silence la constatation du fait que le ver solitaire se rencontre plus fréquemment dans les familles des bouchers et des charcutiers que dans les autres. On sait que dans cette industrie les patrons et les ouvriers sont habitués à goûter, pendant la préparation de la pâte, le hachis crû qui sert à la confection de leur marchandise; on sait également que des viandes de qualité inférieure sont souvent employées pour la charcuterie, et la supposition que cette pâte qui n'a pas encore subi l'action de la cuisson peut renfermer des cysticerques et ingérer dans l'appareil digestif de l'homme le germe du ver solitaire n'a absolument rien d'invraisemblable, et suffit à elle seule à expliquer le fait de la plus grande fréquence de ce ver dans les familles des bouchers et des charcutiers.

Vous avez appris, Messieurs, par la lettre de M. le maire de Bordeaux, que les inspecteurs reconnaissent différents degrés de ladrerie, et qu'ils se contentent de faire distraire du porc ladre les parties qui leur paraissent avoir un caractère d'insalubrité.

M. le maire de Rouen, dans sa lettre sus-relatée, constate que, dans cette ville, la viande provenant d'un porc ladre est de qualité inférieure, mais qu'elle n'est pas considérée comme insalubre; qu'en outre, il n'existe pas de langueyeurs sur le marché de Rouen, les bouchers et les charcutiers étant tous parfaitement aptes à connaître la ladrerie.

Vous avez vu, par la lettre de M. le préfet du Rhône, que l'administration, après avoir longuement étudié cette question en 1859 et 1860, a dû l'ajourner dans la crainte qu'une mesure prohibitive n'éloignât des marchés les produits d'une industrie qui est florissante à Lyon.

Aux termes de cette même lettre, la viande des porcs ladres au 1er et au 2e degré peut être mangée sans aucun inconvénient et ne présente aucun danger.

A Lyon, comme à Bordeaux, comme à Rouen, la fréquence du ver solitaire n'a pas été signalée.

Que si l'administration de Lyon a reculé devant une mesure prohibitive dans la crainte qu'elle n'éloignât des marchés les produits d'une industrie prospère dans cette ville, à plus forte raison l'administration municipale de Strasbourg doit-elle peser les conséquences d'une mesure rigoureuse qui serait de nature à éloigner de nos marchés les approvisionnements que nous envoient nos voisins d'outre-Rhin, et sans lesquels la valeur des animaux de boucherie atteindrait un taux qui rendrait le prix de la viande inabordable à un grand nombre de nos concitoyens.

En effet, la ville de Strasbourg présente, par sa situation à l'extrême frontière, la condition particulière d'avoir la moitié de son cercle d'approvisionnement sur la rive droite du Rhin, et de recevoir d'Allemagne à peu près les 9/10 des animaux de boucherie dont elle a besoin pour la consommation de ses habitants.

Le service sanitaire dont je suis chargé à la frontière de France me permet d'établir que, dans le mois d'octobre dernier par exemple, il est entré en France, par le pont de Kehl, 4035 porcs. De ces animaux :

1937 sont restés à Strasbourg ou dans les cantons voisins de Strasbourg.
432 ont été conduits dans l'arrondissement de Saverne.
186 dans le Haut-Rhin.
314 dans les Ardennes, et
1166 dans la Moselle.

Quant aux lieux de leur provenance, ces porcs se répartissent de la manière suivante :

Bade	663
Palatinat.	614
Wurtemberg . . .	522
Bavière	1316
Prusse	515
Autriche.	59
Bohème	149
Pologne	197

Admettre que les marchands de ces porcs déversent sciemment sur la France les porcs ladres dont la vente serait interdite chez eux, et supposer qu'il existe dans notre ville un marchand assez peu honnête homme pour les recevoir, sachant qu'ils sont ladres, serait ignorer les conditions dans lesquelles se font les achats, et méconnaître les véritables intérêts du commerce.

Dans cet état de choses, en admettant d'une part la parfaite exactitude des découvertes de la science moderne, en ce qui concerne les migrations et les métamorphoses des helminthes, et en prenant d'autre part en considération les conséquences qu'il y aurait pour le commerce loyal à adopter en théorie des mesures rigoureuses dont l'application prêterait à l'arbitraire et à des vexations de toute nature, on ne saurait méconnaître combien il sera difficile de concilier, dans la question de la ladrerie, les exigences de la santé publique et les intérêts du commerce.

Que si le cysticerque ingéré dans les organes digestifs de l'homme peut devenir, pour ce dernier, en l'exposant au développement du ver solitaire, une cause de maladie grave, quelle garantie peut-on trouver à établir dans la ladrerie du porc la distinction en 1er, 2e et 3e degré? Et le porc ladre au 1er degré dont la viande présente, du reste, toutes les apparences de la santé, celui sur lequel une dissection minutieuse seulement révèlerait la présence d'un cysticerque, et qui échappe encore à cette classification, offrent-t-ils moins de danger pour la santé de l'homme par la raison que les cysticerques y sont encore moins nombreux et moins développés que dans celui classé au 3e degré, chez lequel le seul aspect de la viande suffit pour faire naître le dégoût? Je ne saurais l'admettre.

Par contre, au point de vue pratique, à qui, dans les abattoirs, est dévolue la première constatation de la ladrerie?

L'examen ce cette question me paraît avoir une grande importance, et je vous demande la permission de m'y arrêter un instant.

Je ne reviendrai pas aux renseignements fournis par MM. les maires de Bordeaux et de Rouen et le préfet du Rhône, où la viande du porc ladre est admise dans la consommation, mais je crois devoir faire un retour sur les renseignements de MM. les maires de Nantes et de Lille.

M. le maire de Nantes ne fait pas connaître quels sont les agents de l'autorité qui ont pour mission de faire saisir les viandes insalubres exposées en vente sur les étaux ou dans les marchés de la ville, et il est permis d'en conclure qu'il n'est exercé à l'abattoir de Nantes aucune surveillance spéciale relative à la ladrerie du porc.

M. le maire de Lille, après avoir fait connaître qu'à la suite de l'interdiction en France de l'entrée du bétail venant de la Belgique, l'élévation des prix a amené à Lille des porcs venant du centre de la France et d'autres contrées où la ladrerie existe pour ainsi dire à l'état permanent, parle de la manière suivante des mesures qu'il a dû prendre pour protéger la santé publique.

« Les inspecteurs des comestibles et particulièrement celui
« attaché à l'abattoir public, reçurent l'ordre d'avoir à surveil-
« ler d'une manière spéciale la viande du porc destinée à être

« livrée à la consommation. Il fut préposé à l'abattoir public
« un langueyeur chargé d'examiner tous les porcs amenés dans
« cet établissement, et de vérifier leur état de santé, avec pou-
« voir de faire mettre en fourrière ceux qu'il reconnaîtrait at-
« teints de ladrerie. »

« Les animaux ainsi mis en suspicion sont ensuite examinés
« par l'inspecteur de la salubrité, qui est un médecin vétéri-
« naire, *et si l'existence de la maladie est constatée, ils sont ren-*
« *dus aux propriétaires pour être exportés de la ville.* Dans le cas
« où un animal abattu ou des viandes dépecées sont reconnues
« infectées, ils sont saisis à la réquisition de l'inspecteur pour
« être enfouis. »

Qu'est-ce qu'un langueyeur et quelle confiance peut-on lui
accorder en général?

C'est un employé spécial, un ancien garçon boucher, le plus
ordinairement un marchand ou un boucher ruiné, qui a pour
fonction d'examiner l'intérieur de la bouche de l'animal do-
mestique le plus indocile et le plus sauvage, du porc, dans le
but de constater la présence ou l'absence à la base de la langue
du cysticerque qui constitue la ladrerie.

Quand on a assisté à cette opération, que l'on a vu les dé-
fenses de l'animal pendant les efforts du langueyeur pour lui
ouvrir la bouche et lui tirer la langue, que l'on a entendu ses
cris perçants qui vous étourdissent, que l'on a reconnu la dif-
ficulté de découvrir les petits cysticerques, et constaté combien
souvent la ladrerie peut exister alors que le langueyeur n'a
trouvé aucune anomalie à la base de la langue, il peut être
permis d'exprimer l'avis que le but n'est pas atteint par la vi-
site d'un langueyeur.

Je voudrais ajouter que la santé publique n'est nullement
sauvegardée si la découverte du cysticerque par le langueyeur,
et sa constatation par le médecin vétérinaire inspecteur doit
avoir pour conséquence, comme à Lille, *le renvoi du porc ladre*
au propriétaire, pour être exporté de la ville. Car ne doit-on
pas admettre que ce même porc sera abattu dehors et livré à
la consommation après l'enlèvement des parties où la ladrerie
est reconnaissable?

Envisagé au point de vue pratique, ce sont les échaudeurs,
ceux qui vident les porcs, qui les fendent en deux moitiés,

ceux qui les dépècent, qui sont les premiers à constater que le porc qu'ils ont entre leurs mains est ladre; c'est par eux que le mal peut être souvent dissimulé lorsqu'il n'a atteint qu'un faible degré; c'est par eux encore que la porc ladre ou douteux est signalé à l'inspecteur. Car comment peut-on admettre que dans un abattoir d'une grande ville, où, comme dans celui de Strasbourg par exemple, il est tué par an plus de 12,000 porcs, un inspecteur, quel qu'il soit, vétérinaire ou non vétérinaire, puisse soumettre tous ces animaux à un examen assez minutieux pour distinguer, sans jamais se tromper, tous ceux qui sont affectés de ladrerie, et n'est-on pas autorisé à conclure que, pour arriver à la constatation régulière de la ladrerie, le concours des employés subalternes, comme des échaudeurs, est indispensable?

En conséquence de ce qui précède, j'ai l'honneur d'exprimer l'avis :

1° Qu'il y a intérêt pour la santé publique à répandre parmi les populations la connaissance des accidents auxquels elles sont exposées par la consommation de la viande ladre qui n'aurait pas subi une cuisson suffisante pour faire périr les cysticerques qu'elle peut encore renfermer.

2° Qu'il n'y a aucune utilité publique à faire constater par un langueyeur l'existence de la ladrerie sur l'animal vivant, cette constatation n'ayant pour objet que l'intérêt privé du marchand, et son exactitude étant, dans tous les cas, fort contestable.

3° Qu'il est urgent de faire examiner sur l'animal abattu l'état de la viande au point de vue de la ladrerie, aussi bien pour ceux qui ont été abattus à l'abattoir de la ville que pour ceux qui ont été tués hors ville et dont la viande est introduite déjà dépecée. A cet effet il pourrait être utile de s'assurer par une prime le concours des échaudeurs.

4° Qu'afin de ne pas entraver le commerce loyal par une sévérité qui n'existe nulle part ailleurs, il y a lieu d'admettre pour la consommation la viande de porcs affectés de ladre à un faible degré, à la condition d'en faire éliminer toutes les parties dans lesquelles le ladre aura été constaté.

5° Que la viande de porcs ladres à un degré où son aspect et sa consistance seraient de nature à provoquer le dégoût et à la faire envisager comme pouvant être nuisible à la santé de l'homme, devra être livrée à la fabrication du savon.

Telles sont, Messieurs, les observations et les réflexions que m'ont suggérées la lecture et l'examen des documents sur la ladrerie du porc qui m'ont été communiqués par M. le président du Conseil de salubrité.

www.ingramcontent.com/pod-product-compliance
Lightning Source LLC
Chambersburg PA
CBHW050721070726
47597CB00009B/3730